Birgit Hackl

Vertiefungstexte zur Homöopathie

Carcinosinum und Schulängste

AFACTUM Verlag, Witzenhausen

FSC
www.fsc.org
MIX
Papier aus verantwortungsvollen Quellen
Paper from responsible sources
FSC® C105338

Bibliografische Informationen der Deutschen Nationalbibliothek:
Die Deutsche Nationalbibliothek verzeichnet diese Publikation in der Deutschen Nationalbibliografie; detaillierte bibliografische Daten sind im Internet über www.dnb.de abrufbar.

Herausgeber: **AFACTUM** Verlag, Witzenhausen
Umschlaggestaltung: **AFACTUM** Verlag, Witzenhausen
Druck und Bindung: BoD - Books on Demand, Norderstedt
Printed in Germany

ISBN: 978-3-9817135-0-3

Inhalt

Vorwort

Immer häufiger werde ich nach homöopathischer Literatur gefragt, in der anhand spezifischer Beschwerden passende Arzneimittel in Tiefe, Einzigartigkeit und Essenz beschrieben werden. Literatur, die somit auch für den homöopathischen Laien Sinn und Zusammenhänge einer Erkrankung gezielt erschließbar und umfassend verstehbar machen kann. Vor diesem Hintergrund habe ich mich entschlossen, entsprechende Vertiefungstexte zur Homöopathie zu verfassen. In diesen Texten werden ausgewählte Informationen aus Niederschriften prägender Homöopathen vergangener und heutiger Tage ebenso wie eigene Erfahrungen zusammengetragen.

Voraussetzung für Heilung aus homöopathischer Sicht ist das Erkennen der Essenz und die Wahl des passenden Mittels, das neben dem Kern der Beschwerden auch die Einzigartigkeit der Persönlichkeit würdigt. Und diese ist nicht ausschließlich im Spiegel ihrer Pathologie zu betrachten, in ihr lebt – in noch viel größerem Maße – ein gesunder, kreativer und zukunftsorientierter Anteil.
Somit ist das Studium des Mittelbildes selbst ein unterstützender Aspekt des Heilungsweges.

Ziel des vorliegenden Vertiefungstextes ist es, einen zusätzlichen Beitrag zu fundiertem, verstehendem Wissen über den Zusammenhang zwischen dem Arzneimittel Carcinosinum und dem Thema Schulangst zu leisten und gleichzeitig das Erkennen in der praktischen Anwendung zu fördern.

Die „Vertiefungstexte zur Homöopathie" sind auch als Orientierung zu verstehen, die ermöglicht sich selbst in Bezügen wahrzunehmen und diese zu reflektieren. Sie sind ebenso Einladung zu einer informativen Reise, im vorliegenden Text nun durch eines der wichtigsten homöopathischen Arzneimittel bei Behandlung von kindlichen Schulängsten. Dieser Text bildet den Anfang einer Reihe weiterer Mittel und Themen.

Die Vertiefungstexte richten sich sowohl an Betroffene und Therapeuten, als auch an alle interessierten Menschen. Jedoch ist Grundlagenwissen erforderlich. Die praktische Umsetzung der „Vertiefungstexte zur Homöopathie" setzt qualifizierte Kenntnisse der Homöopathie in Theorie und fachkundige therapeutischem Erfahrung in der Anwendung voraus. Im Text selbst wurde daher auch auf Grundlageninformationen verzichtet.

Im vorliegenden Text sind nicht alle vorhandenen Informationen zu Carcinosinum eingeflossen, lediglich die bezüglich ihrer Thematik in meinem Sinne notwendigen und relevanten. Ebenso sind die hier veröffentlichten Erkenntnisse keineswegs als vollständig und endgültig zu betrachten, da die homöopathische, medizinische und psychologische Forschung das vorhandene Wissen permanent erweitert. Auch kann ich ebenso wenig ausschließen, dass sich trotz gründlichster Recherche Fehler eingeschlichen haben.

Das hier beschriebene Mittelbild ist nicht gleichermaßen auf alle Kinder und Jugendlichen, die unter Schulängsten oder Schulproblemen leiden, übertragbar. Jeder Einzelfall ist sachkundig zu prüfen.

Das Thema Schulangst ist für sich betrachtet bereits so komplex, dass zu einem vollständigerem Verständnis zusätzliche Studien nötig sind.

Ich wünsche Ihnen eine anregende Lektüre!

Lesehinweise

Der vorliegende Text ist weitestgehend an der Alltagssprache orientiert. Die Verwendung von Fachtermini ist begrenzt.

Wird von Kindern und Jugendlichen allgemein gesprochen, sind Kinder ab dem Schuleintritt und Jugendliche ab der Pubertät gemeint. Dies stellt allerdings keine fixe Trennung dar, Übergänge und Überschneidungen sind fließend vorhanden.

Wenn im Text bspw. die Worte *Carcinosinum-Kindern und Carcinosinum-Jugendlichen* verwendet werden, so sind damit nur die für dieses Arzneimittelbild charakteristischen Persönlichkeitseigenschaften und Symptome gemeint.

Die Benutzung des Wortes Patient beinhaltet sowohl die weibliche als auch die männliche Form und dient der Vereinfachung beim Lesen.

Fettdruck hebt sogenannte Keynotes / Leitsymptome hervor. Dies sind besonders auffällige Symptome, deren Vorhandensein eine starke Indikation für das Mittel darstellen.

Inhaltliche Überschneidungen zwischen einzelnen Kapiteln sind möglich.

Vertiefungstexte zur Homöopathie

Carcinosinum und Schulängste

Carcinosinum (Carc.)

- Parmakologie:
  - Krebsnosode - Carcinosinum mammae
  - hergestellt aus dem kanzerösen Fasergewebe der weiblichen Brust
- weitere Bezeichnungen: Cancerinum, Carcinosin

> Lebensmotto:
> „Den Erwartungen zu entsprechen."

1. Zentrale problem- und alterstufenübergreifende Hauptthemen:

- allgemeine Frühreife und schnelle Entwicklung auf körperlicher und geistiger Ebene
- Verletzlichkeit auf emotionaler Ebene
- Rücksicht, Anpassung, Verzicht
- depressive Grundstimmung
- widersprüchliches Verhalten

2. Carcinosinum-Kinder allgemein

Carcinosinum-*Kinder* sind offenherzig, haben ein **sanftes Wesen** und sind sehr empfindsam. Dies kommt in unterschiedlichen Gefühlsqualitäten zum Ausdruck. Dabei sind zwei Reaktionstypen besonders vordergründig.
Manche Kinder reagieren aktiv in Form von **Gefühlsausbrüchen**. Diese Ausbrüche können dann hochgradig aggressiv und destruktiv sein. Andere Kinder sind passiver und versuchen ihre Verletztheit zu verbergen **und verdrängen die damit verbundenen Gefühle**. Entweder begehren die Kinder auf oder sie resignieren und ziehen sich zurück. Der zweite Typus ist häufiger anzutreffen.
Die unterschiedlichen Gefühlsverfassungen werden auch von äußeren Rahmenbedingungen mit beeinflusst.

Im Kleinkindalter oder frühem Schulkindalter zeigen sich *Carcinosinum-Kinder* noch häufiger **zornig**, widerspenstig oder **destruktiv**. Sie wehren sich heftigst gegen Erziehung. Es fällt ihnen schwer, Widerspruch zu ertragen oder **Anweisungen zu akzeptieren**. Auf andere Kinder können sie sehr **eifersüchtig** reagieren. Dieser Gemütszustand verändert sich u.a. durch Umbrüche in der Lebenssituation, demütigende Erlebnisse oder Erkrankungen. Nun passen sie sich an, wollen nicht böse sein und keinesfalls anecken. *Carcinosinum-Kinder* sind nun eher **schüchterne** Kinder, zurückhaltend und vorsichtig. Sie verzichten, erdulden, verbergen ihren Ärger und schlucken Kummer oder Zorn hinunter. Sie resignieren schnell und behindern somit eine eigenständige freie Entwicklung.
Diese Form der Unterdrückung geschieht längst nicht immer gewaltsam-plötzlich, sondern schleichend und unauffällig. Der daraus folgende Zustand allmählichen Rückzugs bleibt lange Zeit ungesehen. Eine kindlich depressive Grundstimmung entwickelt und manifestiert sich zunehmend. Kaum merklich

können sie ein Stadium erreichen, in dem **Gefühle**, wie Wut oder Enttäuschung **nicht einmal mehr empfunden werden**.

Eltern berichten häufig, dass ihr Kind sehr lieb, wohlerzogen und **pflegeleicht** sei. Sie loben das gute Benehmen ihres Kindes ebenso wie den Fakt, dass es niemals negativ über andere Mitmenschen sprechen würde oder ein anderes Kind oder ein Geschwister für etwas beschuldigen würde.

Carcinosinum-Kinder werden als mitfühlend, hilfsbereit und aufmerksam beschrieben und entsprechen dem Klischee der Vorzeigekinder. Trotzdem machen sich die Eltern Sorgen und fragen sich, ob ihr Kind mit seiner ruhigen und zurückgezogenen Art wirklich im Leben bestehen kann.

Zu Beginn eines Kontaktes sind *Carcinosinum-Kinder* zunächst ein wenig scheu, suchen Schutz und verstecken sich, dies vorwiegend bei der Mutter. Sobald jedoch die erste anfängliche Angst überstanden ist, zeigen sie sich fröhlich und kontaktfreudig. Ihre Blicke sind offen und wach, sie bewegen sich frei und erkunden alles. Trotzdem wirken sie zart und widerstandslos und ihre Neugier ist von sehr vorsichtiger und behutsamer Art. Gegenstände werden bspw. so in der Hand gehalten und befühlt, als müssten sie jeden einzeln und im Detail erkunden und allmählich kennenlernen. Dabei entsteht keine Unordnung und selten wird etwas beschädigt.

Carcinosinum-Kinder sind sehr **sozial eingestellt, fleißig**, **mitfühlend**, hilfsbereit und teilen gerne. Sie kleiden sich hübsch und sind im Gesamtbild eine große Freude der Eltern (es ist ja ihr Bestreben den Eltern zu gefallen). Die Eltern beschreiben ihr Kind als *folgsam,* es macht ihnen die Erziehung sehr leicht. Die Kinder laufen praktisch nebenbei mit. Es ist in den meisten Fällen völlig ausreichend eine Anweisung oder ein Verbot einmalig und ohne viel Nachdruck auszusprechen.

Bereits kleine Kinder zeigen ein hohes Maß an **Verantwortungsbewusstsein**. Sie übernehmen mehr, als man es von Kindern im gleichen Alter erwarten würde. Sie sind zuverlässig, kümmern sich liebevoll und sorgen sich um ihre Haustiere, um das Wohlergehen von Familienmitgliedern oder um den Haushalt. Besonders gern übernehmen sie Arbeiten, die mit Reinigung zu tun haben, wie etwa das Abräumen oder Abwischen des Tisches, Abwaschen, Fegen …

Carcinosinum-Kinder sind sehr **reinlich.** Sie ekeln sich bspw. davor, einen bereits benutzten Löffel zu gebrauchen oder direkt aus einer Flasche zu trinken, aus der bereits getrunken wurde. Sie mögen zudem keine schmutzige Kleidung.
Sie besitzen einen stark ausgeprägten **Ordnungssinn** und ihr Verlangen nach einer geordneten und kontrollierten Umgebung ist sehr groß. Alles soll einen Platz haben. Wenn sie ihr Zimmer aufräumen (dies geschieht auch freiwillig), erhalten bspw. die Spielsachen, die ihnen von großer Wichtigkeit sind, bevorzugte Aufmerksamkeit und werden betont extra geordnet und sortiert. Dabei kann die Ordnungsliebe vor lauter Genauigkeit durchaus einmal im Detail stecken bleiben und sie werden einfach nicht fertig. Bei unwichtigeren, persönlich bedeutungsloseren Dingen sind sie im Aufräumen wesentlich weniger genau und ordentlich. Ihr Bedürfnis nach Ordnung und Sauberkeit spiegelt auch ihren tiefen Wunsch nach Harmonie wider – es darf keinen Anlass für Streit geben.

Carcinosinum-Kinder sind **gehorsam** und erscheinen überangepasst. Sie sind *vorbildliche Kinder*. Allerdings fehlt ihnen häufig die Unbeschwertheit Gleichaltriger. Sie sind von einer gewissen Traurigkeit und Ruhelosigkeit umgeben und scheinen *nie* wirklich richtig glücklich.
Aufgrund ihrer Offenheit und Empfindlichkeit werden Kummer und Sorgen schon viel zu früh ein Teil ihres Lebens. Kummer wird nicht zwingend durch schwere Schicksalsschläge, Verlust- oder Trauererlebnisse ausgelöst, sondern bereits durch etwas kompliziertere Alltagssituationen oder veränderte Lebensum-

stände (für andere Kinder ist dies vielleicht nur eine Herausforderung).

Carcinosinum-Kinder reagieren **extrem sensibel sowohl auf körperlichen als auch seelischen Schmerz**. Besonders **Kritik verletzt sie zutiefst**, denn sie wollten keine Fehler machen, sie wollten vorbildlich sein. Schon eine einfache Ermahnung bspw. durch den Lehrer, ein etwas lauterer, schärferer Tonfall oder ein Verbot lassen sie **sofort in Tränen ausbrechen**. Kritik gleicht einem Schockerlebnis. Hinzu kommt, dass sie außerstande sind, auf Zurechtweisung anders als durch Hinnehmen zu reagieren. Ganz selten zeigen sie Ärger oder Wut. In solchen Situationen kann die Fassungslosigkeit so groß sein, dass sie ihren Schmerz nicht mehr zurückhalten können. Sie **weinen und schluchzen** und **hören auf zu atmen, bis das Gesicht rot angelaufen ist**. Am Abend finden sie keinen Schlaf, weil sie in Gedanken immer noch in der für sie verletzenden Situation verweilen.
Haben sie etwas gezielt aus guter Absicht getan, empfinden sie kritische Bemerkungen hierzu als besonders schmerzhaft.

Vor dem Hintergrund permanenter Angst, etwas Fehlerhaftes zu machen, entwickelt sich starkes Pflichtverhalten, verbunden mit Schuldgefühlen. Selbst eine lediglich scheinbare Verfehlung oder das unbestimmte Gefühl etwas falsch gemacht haben zu können hinterlässt Unsicherheit und Gewissensbisse.

Da sie selbst nie streiten würden, gehen sie Unstimmigkeiten und Auseinandersetzungen jeder Art (besonders zwischen den Eltern) aus dem Weg. Etwas mutigere Kinder gehen dazwischen und versuchen auf eine ihnen mögliche Art (Umarmen, Bitten …) wieder Frieden zu stiften.
Auch *schlechte Laune* anderer Personen beziehen sie auf sich. Sie brauchen Harmonie, Zuwendung und **Zärtlichkeit**. Sie lieben es gestreichelt und geschmust zu werden. Eine enge Verbindung zur Familie ist sehr wichtig.

Da sie sich so leicht führen lassen, sich sanft und liebevoll verhalten, ist ihr Potenzial sich anzupassen und das *Eigene* zu unterdrücken für andere Menschen kaum wahrnehmbar. Das Kind hat gelernt, dass es mit Zuneigung und Normalität belohnt wird, wenn es gut funktioniert.
Manche psychischen Entwicklungsschritte, die mit Identitätsbildung und Abgrenzung (bspw. Trotzphase im Kleinkindalter oder in der Pubertät) zu tun haben, können aus diesem Grund nicht oder nur teilweise durchlebt werden.

Zu Tieren haben *Carcinosinum-Kinder* eine besonders innige Beziehung. Ihre Liebe gilt ganz besonders weichen und kuscheligen Tieren. Sie gehen sehr vorsichtig und zärtlich mit ihnen um und fühlen sich Tieren sehr verbunden. Tiere können Ersatz für fehlende zwischenmenschliche Nähe und Wärme sein, denn bei ihnen haben sie Gewissheit geliebt zu werden. Sollten keine lebenden Tiere vorhanden sein, dienen häufig Kuscheltiere als Ersatz.

Persönlich fühlen sich Außenstehende in Gegenwart dieser Kinder wie leicht befangen oder gehemmt und haben unterschwellig das Gefühl eines schlechten Gewissen. Die extreme Empfindsamkeit dieser Kinder kann verhindern, dass Andere offen und angemessen mit ihnen umgehen. Denn die leiseste Kritik kann wieder einen Tränenausbruch nach sich ziehen und die Kinder über alle Maßen verletzen.
Manchmal sind ihre **beleidigten Blicke** ausreichend Grund genug, um die Umstehenden intuitiv innehalten zu lassen und nicht das auszusprechen, was eigentlich in der Situation nötig und hilfreich wäre. Kaum spürbar und kaum erkennbar nimmt man sich selbst zurück und verharrt ebenso in Vermeiden und **Schweigen**.
Durch ihr Beleidigtsein drücken sie ihre Aggressionen aus, dahinter steht allerdings weder Trotz noch Wut, sondern nur das Unvermögen, anders, als durch Rückzug zu reagieren.

Carcinosinum-Kinder haben wenige Freunde gleichen Alters. Sie halten sich viel lieber in der Nähe von Erwachsenen oder älteren Kindern auf, bei denen es unwahrscheinlich ist, sich Rangordnungskämpfen oder Streitereien auszusetzen.
Lesen hat sich als bedeutsamste Kompensation für mangelnde Beziehungen zu Gleichaltrigen entwickelt, selbst bei allerschönstem Wetter bleiben sie gerne zu Hause und lesen.

Selbst auf Imaginäres reagieren sie extrem empfindsam. Anspannung durch gruselige oder spannende Geschichten, Märchen oder Filme können sie kaum aushalten. Die Kinder reagieren schreckhaft, verkriechen sich unter der Decke oder verlassen den Raum. Denn in ihrer Phantasie ist alles real, noch größer und noch schrecklicher.
Sie mögen lieber friedliche Spiele, Geschichten oder Filme ohne Spannungsaufbau.

Carcinosinum-Kinder können unter **zahlreichen Ängsten** leiden, wobei diese nicht besonders stark ausgeprägt sein müssen, so z. B.

- vor vermeintlich ekligen Tieren, wie Fröschen, Spinnen, Schlangen oder Insekten
- vor Hunden, Katzen, Mäusen, … und trotzdem ist ihre Liebe zu Tieren sehr groß
- unter Höhenangst
- vor Erdbeben oder anderen Naturkatastrophen
- vor Geistern, gleichzeitig werden sie jedoch von Grusel- und Geistergeschichten wie magisch angezogen
- in Dämmerung und Dunkelheit, vor etwas *Dunklem*, das sich hinter ihnen befindet, verfolgt zu werden
- allein zu sein, verlassen zu werden, abgewiesen zu werden, nicht akzeptiert zu werden

- **um die Gesundheit der Eltern** (besonders um die der Mutter) und der Familie, erst mit zunehmenden Alter um die eigene Gesundheit
- geliebte Menschen zu verlieren (Ersatz-Ich)
- **unter verschiedenen Erwartungsängsten:** Prüfungen, Klassenarbeiten, Examen, ein Gedicht aufzusagen, etwas vorzutragen, davor, dass andere sich rücksichtslos verhalten könnten, ... – **sie haben tausende qualvolle Gedanken, lange bevor das Ereignis eintritt**
- unter Gewissensängsten (Schuldgefühlen)
- vor dem Blick in den Spiegel
- vor Lärm, lauten Geräuschen, lauten Maschinengeräuschen, lauten Stimmen, lauter Musik
- auf belebten oder viel befahrenen Straßen
- vor Fremden
- in engen Räumen, in einer Menschenmenge
- vor dem Autofahren, besonders bei schnellem Fahren oder vor einem Autounfall
- bei älteren Kindern davor, so zu werden, wie die Eltern, besonders, wie die Mutter.

In Extremfällen können *Carcinosinum-Kinder* von einer Atmosphäre der Schwere und des **Leides** umgeben sein, die Lachen und Unbeschwertheit nur schwer zulässt. Die Atmosphäre ist geprägt von etwas, dass scheinbar so unerträglich ist, dass es unter keinen Umständen angesprochen werden darf (mit ihrer Art verhindern sie natürlich auch, dass es ausgesprochen wird).

Gar nicht so selten werden *Carcinosinum-Kinder* als Lügner bezeichnet oder als falsch und unzuverlässig beschrieben. Dies ist jedoch eine großes Missverständnis. Die Kinder passen sich entsprechend ihrem Bedürfnis nach Sympathie und Anerkennung der aktuellen Situation und Person an und sagen instinktiv das, was das Gegenüber hören möchte. Sie neigen ebenso dazu

Verhaltensweisen ihrer Eltern oder nahestehender Personen zu kopieren.
Sie scheinen wie eine Mischung aus verschiedenen Einflussgrößen. Werden sie nach ihren Befinden gefragt, so können sie in vielen Fällen nur wenig oder auch nichts über sich selbst ausdrücken, sondern sie beschreiben vielmehr das Befinden von nahen Familienmitgliedern oder Freunden.

Kaum ein anderer Persönlichkeitstyp wird so leicht und so lange falsch eingeschätzt. Dies erschwert einen angemessenen und adäquaten Weg im Umgang mit ihnen.

3. Carcinosinum-Kinder und Schule

Carcinosinum-Kinder sind hochintelligent, jedoch von stiller Klugheit. Sie haben einen scharfen Verstand, begreifen schneller als bei gleichaltrigen Kindern üblich und können sich bereits als junge Schulkinder sehr gewählt ausdrücken.
Schon früh sind sie ausgesprochene **Leseratten**. Das Lesetempo ist außergewöhnlich hoch. Nicht allein im Lesen, sondern auch in vielen anderen Kontexten sind sie **frühreif**.

Allgemein sind sie umgänglich, sozial eingestellt und fallen kaum auf. Die ihnen gestellten Aufgaben erledigen sie sauber, sorgfältig und **ordentlich**. Zeitweise sind sie so gewissenhaft in die Exaktheit eines Details vertieft, dass sie sich in diesem verlieren, kein Ende finden und mit Aufgaben im Unterricht, mit Hausaufgaben oder Klassenarbeiten einfach nicht fertig werden.

Trotz Begabung und Frühreife zeigen sich Schulschwierigkeiten, Lernprobleme und Schulängste. Dies passiert besonders dann, wenn die an sie gestellten Anforderungen zu hoch sind (meist wird von ihnen auch mehr erwartet, als von Gleichaltrigen).
Sie leiden sehr unter Lampenfieber und Prüfungsängsten. Wenn die Aufmerksamkeit der Gruppe auf sie allein gerichtet ist, wird der Druck alles richtig zu machen so unermesslich groß, dass dies nicht selten zum Versagen führt. So trauen sie sich kaum, den Unterricht initiativ mitzugestalten, verbal aktiv zu sein und sich zu melden, aus Angst etwas Falsches zu sagen.

Leider schränken sie durch dieses Angst ihre intellektuellen Fähigkeiten sehr stark ein.

Sowohl freier Ausdruck, als auch kreativ-schöpferische Aufgaben bereiten große Schwierigkeiten. Denn Anforderungen dieser Art können sie nur im geringen Maße durch Lernen (Kontrolle) beeinflussen.
Obwohl sie Leseratten sind, können sie unter Leseschwäche leiden, so fällt ihnen bspw. lautes Vorlesen schwer oder sie missverstehen den Inhalt und können Gelesenes nicht umsetzen.

Kommen Störungen und Ablenkung hinzu, sind sie trotz großer Anstrengung und bestem Willen kaum noch **fähig, sich zu konzentrieren**. Sie verlieren die Lust am Lernen, können den Lernstoff nicht mehr aufnehmen, vergessen Aufgaben, und auf gestellte Fragen geben sie keine Antwort. Sie wirken desinteressiert und geistesabwesend. Am meisten ärgern sie sich über die eigene Vergesslichkeit, sie werden übellaunig und gereizt. Schlechte Noten nehmen sie sich sehr zu Herzen.

Schulängste treten auf, weil es *Carcinosinum-Kindern* im Grunde an **einem eigenen positiven Selbstbild mangelt und damit verbunden ein geschwächtes Selbstwertgefühl** einhergeht.

In der Klasse fühlen sie sich oft nicht wertgeschätzt, nicht geliebt und auch nicht akzeptiert und durchstehen diese Zeit in permanenter Unsicherheit. Sie gehen nur ungern in die Schule.

Sie **fürchten sich vor Grobheit** (Worte, Spiele, ...) und **Demütigung**. Sie wissen nicht, wie sie sich sozial behaupten sollen, fühlen sich nie kräftig genug, um sich gegen Klassenkameraden oder Lehrer zu verteidigen.

Sie vermeiden Streit und gehen Unstimmigkeiten (auch ohne eigene Beteiligung) aus dem Weg. Denn an einer Auseinandersetzung teilhaben würde bedeuten, einen Standpunkt beziehen zu müssen.

Sie passen sich in vorgegebene Strukturen ein, geben nach, orientieren sich an der Umgebung, an dem, was Schulfreunde oder Schulfreundinnen entscheiden. Dabei lassen sie sich leicht vom Tun und Reden anderer Kinder beeindrucken oder sie versuchen schon im Voraus, die Erwartungen Anderer zu erahnen und auch vorausschauend in deren Interesse zu handeln.

Die eigene Identität wird zugunsten eines anderen Objekts aufgegeben. Die andere Meinung wird übernommen, besonders dann, wenn die eigene Einstellung zu Meinungsverschiedenheiten führen könnte. Sie wollen nicht anecken, leben einen Gemeinschaftssinn ohne ein eigenes *Ich*. Sie verzichten, können kein *Nein* sagen und schaffen es weder die eigenen Interessen durchzusetzen, noch einfach zu äußern, was ihnen missfällt. Sie fürchten Abweisung sehr. **Die damit verbundenen Gefühle**

und Wünsche werden zurückgehalten. Ihnen fehlt das Vertrauen, über die Dinge zu sprechen, die sie wirklich bewegen. Den Kummer darüber tragen sie still in sich.

Da sie kaum Forderungen stellen und wenig Eigeninitiative entwickeln, können sie nicht deutlich genug ausdrücken, was sie selbst brauchen. Somit kann der Eindruck entstehen, sie würden in der Schule unterdrückt (was natürlich auch zutreffen kann bzw. durch ihre Art auch leichter möglich ist).

Carcinosinum-Kinder können sich **mit anderen Menschen, deren Äußerlichkeiten und Ansichten** soweit **identifizieren**, Eigenes aufgeben und diese fremde Identität zur eigenen machen, so dass bei Veränderung der Beziehung oder bei einer Trennung ein völliger Zusammenbruch folgen kann, da die Identität verloren geht (sie sich selbst verlieren). Aus diesem Grund ist das Wort Trennung mit extremer Angst besetzt. Sie würden vieles für einen anderen Menschen tun bzw. vieles aufgeben, um diesen Menschen in ihrem Leben zu halten. Jeder Konflikt kann bedeuten, dass sich dieses im Außen gefundene Objekt wieder von ihnen löst. Sie erleben den Verlust im Geist und im Gefühl schon heute, im Vorhinein – ohne, dass es eingetreten ist.

Carcinosinum-Kinder lassen sich von ihren Mitschülern recht viel gefallen, lassen sich ärgern und demütigen. Sie schweigen und erdulden widerspruchslos, wenn ihnen bspw. Spielzeug oder Schulsachen weggenommen werden. Hilflos dastehend und fragend hoffen sie auf Unterstützung.

Obwohl sie sonst viel weinen, zeigen sie in solchen Situationen kaum Tränen. Wenn der Kummer besonders groß ist, weinen sie nicht. Dann wollen sie weder Trost noch Gespräch, dann suchen sie das Alleinsein. Sie verarbeiten Kränkungen nicht offen und nicht offensiv. Folglich finden aggressive Gefühle nur in geringem Maße den Weg nach außen.

Bemerkenswert häufig geraten sie immer wieder genau in die Situationen, vor denen sie sich am meisten fürchten oder unter denen sie am meisten leiden.

Schulängste können natürlich auch dann auftreten, wenn Lehrer den Unterricht und die dazu gehörigen Anforderungen zu sehr über Autorität oder Bestrafung durchsetzen. Obwohl *Carcinosinum-Kinder* nur sehr selten zu den direkt Betroffenen gehören, leiden sie doch erheblich unter einem schlechten Klassenklima und fühlen sich selbst mit bestraft. Angst mindert ihre schulischen Leistungen stark. So haben sie keinesfalls Freude am Lernen, die Konzentration lässt nach, sie vergessen Gelerntes und bekommen schlechte Noten.

Auch aus diesem Grund können sie eine sehr starke Abneigung gegen Schule und Lernen entwickeln (und natürlich machen sie sich diesbezüglich wieder Vorwürfe.)

4. Carcinosinum-Jugendliche allgemein

Carcinosinum-Jugendliche sind sehr **verständnisvolle und vorsichtige Menschen**. Für sie gelten auch all die bisher genannten Kriterien.

Aufgrund ihrer Einfühlungsgabe und Sensibilität sind sie **prädestiniert für Kunst, insbesondere für die Musik**. Sie haben einen ausgeprägten Sinn für Rhythmik. Kunst und Musik bringen sie mit tiefen Gefühlen in Verbindung und fordern weniger die *Ich- und Willens-Kräfte*.

Sie **flüchten** gern vor der rauen Wirklichkeit in Tagträume, **in friedvolle innere Welten.** Sie lesen viel, bevorzugen zarte Farben, lieben Musik und **tanzen gern**. Bewegung hilft ihnen, sich die Sorgen von der Seele zu tanzen, Kraft aufzutanken und sich energetisch aufzuladen.

Selbst als Jugendliche neigen sie noch immer dazu, sehr leise und zurückhaltend zu reden. Man muss sie hören wollen. Und obwohl *Carcinosinum-Jugendliche* eher wortkarge Menschen sind, so steckt in ihnen sehr viel **Leidenschaft, Sehnsucht und Idealismus**.

Sie lieben die Schönheit der Natur und sie lieben Tiere. Naturgewalten, besonders **Gewitter** üben große Faszination auf sie aus. Sie beobachten gerne, bspw. das Meer, den Sturm, den Wasserfall, ... und lassen sich davon emotional berühren.

Sich zu entscheiden oder etwas auszuwählen fällt ihnen sehr schwer. Sie sind anspruchsvoll und gleichzeitig unentschlossen.

Mit zunehmenden Alter betonen sie mehr und mehr ihre intellektuellen Fähigkeiten und entfremden sich dabei zunehmend vom Physischen. Dementsprechend haben sie wenig Gefühl für Körperhaltung und Bewegungsabläufe, so stoßen sie u.a. gegen Gegenstände oder stolpern häufig. Dieser Kontaktverlust und die Aufmerksamkeitsverlagerung hin zum Geist wirken zudem verstärkend auf das körperliche Unsicherheitsgefühl. Folglich wird noch mehr Willenskraft in die geistige Wachsamkeit investiert und noch mehr Energie im Kopf konzentriert.

Auch *Carcinosinum-Jugendliche* **nehmen schnell und alles übel**. Sie neigen dazu, fast jedes Wort persönlich zu nehmen oder etwas zunächst aus einer negativen Perspektive zu betrachten. Sie können bspw. noch tagelang über einen Vorfall nachdenken, bei dem sie sich verletzt fühlten, bei dem aber ein beteiligter Mensch nie die Intention hatte sie anzugreifen oder ihnen ein Leid zuzufügen.

Sie verbringen viel Zeit mit Grübeln und zermartern sich den Kopf selbst über unbedeutende Bemerkungen. Sie ziehen sich zurück und niemand weiß, was eigentlich mit ihnen los ist. Sie wollen darüber weder sprechen, noch wollen sie getröstet werden. Sie verschließen sich und wollen ein Problem meist nur mit sich selbst ausmachen. Manchmal kommen sie Tage später und verlangen über vorgefallene Ereignisse – die für den Gesprächspartner schon lange vergessen sind – zu reden. *Carcinosinum-Jugendlichen* fällt es sehr schwer, Geschehenes auf sich beruhen zu lassen. Sie kommen hartnäckig wieder und wieder auf das Thema zurück – selbst wenn es ihnen durch die Gespräche wieder schlechter geht.

Mitgefühl, die **Sorge um Andere und um die Zukunft** verbunden mit dem Wunsch nach Harmonie sind sehr stark ausgeprägte Persönlichkeitsmerkmale. Dieses Mitfühlen bildet die Grundlage, **den Schmerz Anderer intensiv als den Eigenen zu fühlen**. So sind sie immer wieder **tief ergriffen von allen Berichten über schreckliche Geschehen, die Leiden, Schmerz oder Trauer** beinhalten. Ihr Mitfühlen ist in keiner Weise auf den Menschen allein begrenzt, es schließt alles Leben mit ein. *Carcinosinum-Jugendliche* nehmen das Leben ernst, sind voller Gedanken und Sorgen. Sie fühlen sich **verpflichtet,** etwas zu tun. Haben sie bremsende innere Barrieren überwunden, setzen sie sich sehr vehement für Wahrheit, Gerechtigkeit und eine bessere Gesellschaft ein. Diese Jugendlichen können auffallend rebellisch bis radikal werden. Sie nutzen ihre Fähigkeiten und ihre Intelligenz im Einsatz für eine heilere Welt, für benachteiligte Tiere und Menschen oder für den Natur- und Umweltschutz. Auch bei denjenigen, die es nicht aus eigener Kraft schaffen, Veränderung durch Handeln umzusetzen, ist die entsprechende Einstellung und der Wunsch dies zu tun sehr groß.
Sie wissen von der Notwendigkeit aller Lebewesen Liebe, Schutz und Anerkennung zu bekommen.

Das Engagement gepaart mit ihrer altruistischen Tendenz kann jedoch so weit gehen, dass sie die eigenen physischen und psychischen Kräfte überschätzen (Helfersyndrom). Allerdings finden sie an einer solchen Situation selten etwas Bedenkliches.

Ein Teil in ihnen will selbstlos sein, nichts für sich beanspruchen und sich um das Wohlergehen von Eltern, Freunden, Familie, Tieren, Umwelt … kümmern. In diesem Zustand sind sie hilfsbereit und besorgt und versuchen allem zu entsprechen, so gut sie können. Sie fühlen sich erfüllt und froh, wenn die Anderen glücklich sind. Helfen und dafür Anerkennung bekommen, gibt Daseinsberechtigung, Kraft und Energie. Denn wenn es Anderen schlecht geht, dann leiden sie mit (unklare Grenzen zwischen Ich und Du).
Der andere Teil in ihnen ist darüber verärgert und denkt: **„Immer muss ich zurückstecken. Immer muss ich mich kümmern. Immer ich.“** Dennoch halten sie sich zurück. Instinktiv wissen sie um die Gefährlichkeit und Unberechenbarkeit ihrer unbefriedeten aggressiven Impulse, da sie nie gelernt haben mit diesen umzugehen. Ein weiterer Grund aggressive Emotionen zurückzuhalten.
Mitgefühl und Aggression können gleichzeitig in ein und derselben Person und gleichen Lebenssituation vorhanden sein. Obwohl beide Gefühlsqualitäten so verschieden sind, liegen sie doch dicht beieinander. Anderen zu helfen kann somit Abwehrstrategie für eigene Aggressionen und gleichzeitig Selbsthilfe sein.

Nur ungenügend setzten sie sich für eigene Rechte ein, sie beklagen sich nie, Ärger wird selten gezeigt. Sie **verdrängen dieses Gefühl**, sie wollen nicht zur Last fallen und erwarten für sich wenig. Streitigkeiten jeder Art sind auch für *Carcinosinum-Jugendliche* unerträglich, sie brauchen **Harmonie**.

Absurderweise werden im jugendlichen Alter genau die Verhaltensweisen (brav und umgänglich sein, sich zurücknehmen …), die vor wenigen Jahren noch von den Eltern gelobt wurden, nun von ihnen kritisiert. Die Eltern beschreiben ihr Kind jetzt als zu schüchtern, es setzt sich nicht durch, lässt sich auslachen, nimmt nichts in die Hand, ist zu passiv …

Je älter diese Jugendlichen werden, desto mehr erkennen sie, dass die eigenen Willens- und Durchsetzungskräfte im Vergleich zu gleichaltrigen Jugendlichen schwächer ausgeprägt sind. Sie erkennen ebenso, dass sie sich anpassen, sich zurücknehmen und dass sie versuchen, es Anderen irgendwie recht zu machen. Jedoch wird dieser Zustand keinesfalls als problematisch oder veränderungsbedürftig empfunden. Für sie ist es einfach richtig. Ein guter Weg, um durchs Leben zu gehen.

Wie viele andere Jugendliche in dieser Zeit glauben sie fest, dass es *wahre Liebe* gibt. Sie hoffen auf die perfekte Liebe und erträumen sich diese. Sie ersehnen sich ein Idealbild. Doch leider passen die realen Menschen nur selten in dieses Idealbild. Für *Carcinosinum-Jugendliche* ist es nun charakteristisch, zu glauben, selbst die Schuld daran zu tragen, dass ihnen diese Liebe bisher noch nicht begegnet ist und das deshalb, weil sie selbst den Anspruch von Vollkommenheit, den sie von dieser *großen Liebe* erwarten, nicht erfüllen können. Dessen ungeachtet halten sie an diesem Traum fest, sie hoffen weiter und warten.
Sollten sie sich bereits in einer Beziehung befinden, so vertrauen sie fest darauf, dass sich diese Beziehung doch noch zu ihren Vorstellungen hin wenden wird oder dass der *Wunschpartner* ihnen schon bald begegnet.
Hinzu kommt, dass sie in unrealistischer Weise von der Angst verlassen zu werden, eingenommen sind. Sollte eine Beziehung enden oder eine Zuneigung keine Erwiderung finden, halten sie schon bald nach einem neuen Menschen Ausschau. Sie können sich sehr schnell wieder neu verlieben.
So entsteht ein *Gebunden-Sein*, eine Abhängigkeit an eine Vorstellung. Sich aus solcher Abhängigkeit zu lösen, erfordert Auseinandersetzung und Selbstkritik. Doch die dafür notwendige innere Stärke und das erforderliche Selbstwertgefühl sind noch nicht ausreichend stark ausgebildet.

Trotz der Zurückhaltung sind sie auf Suche nach neuen, aufregenden Erlebnissen und Anregungen. Sie verlangen nach Spannung und Stimulation. Um dahin zu gelangen, können sie erfinderisch und unkonventionell sein. Leider ist ihr labiles Reaktionssystem auch schnell von zu viel Unbekannten überfordert, die Kräfte erschöpft und sie benötigen wieder Abstand und Erholung.

Mit zunehmendem Alter verstärken sich die Gedanken um die eigene Gesundheit und um die Gesundheit von Familienmitgliedern und Menschen, die sie lieben.
Obwohl sie sich mit ihrer Familie tief verbunden fühlen, haben sie gleichzeitig das Bedürfnis sich von dieser zu lösen und auch räumlich zu entfernen, ausgedrückt in ablehnenden und rebellischen Verhalten der Familie gegenüber.

Auch in der Altersgruppe der Jugendlichen ist Persönlichkeit noch fließend und instabil. Alle Überzeugungen oder Ziele können schon bald wieder fallengelassen werden.

5. Carcinosinum-Jugendliche und Schule

Zusätzlich zu den bereits bei jüngeren Kindern genannten Themen sind *Carcinosinum-Jugendliche* begabte, selbstständige und leistungsstarke junge Menschen. In der Schule verhalten sie sich meist sehr **zurückhaltend**. Sie fürchten Demütigung, fühlen sich inkompetent und leiden unter **Versagensängsten**.

Diesen Zustand versuchen sie aktiv zu kompensieren, u. a. indem sie sich sehr **hohe Ziele** setzen. Dafür **müssen sie sich oft über ihre Kapazitäten hinaus anstrengen**. Sie ersticken in Arbeit, haben kaum noch Zeit für weitere Interessen und somit wenig

Freiraum für Persönlichkeitsentwicklung. Um diesen Anforderungen und dem hohen Leistungsniveau zu genügen, gehen sie bspw. auch während Krankheit oder mit Fieber zur Schule.
Sie leben in konstanter Überforderung, dauerhaftem Stress und strapazieren sich über ihre Kräfte hinaus. Sie sind unfähig einer Situation adäquat zu begegnen, um zu entspannen oder sich zu erholen.

Carcinosinum-Jugendliche können sich zu übergenauen, überpünktlichen Workaholics entwickeln. Sie verwenden viel **Aufmerksamkeit auf Details** und streben nach Perfektion in jeder Kleinigkeit. Denn perfekt ist viel besser als nur gut zu sein, und Vollkommenheit schließt Zurechtweisung aus. Ständig sind sie in Sorge, etwas könnte nicht ganz so **perfekt** sein oder nicht den erwarteten oder allgemeingültigen Ansprüchen genügen. Sie üben permanent Druck auf sich selbst aus.

Auf Kritik oder Widerspruch reagieren sie sehr empfindlich. Gleichzeitig löst dies Schuldgefühle dahingehend aus, nicht genügend für etwas getan zu haben. **Beleidigter Rückzug** ist ihre Art damit umzugehen. Anderen Menschen könnten sie Fehlverhalten vergeben, doch nicht im Mindesten sich selbst. Über sich selbst sind sie enttäuscht.
Besonders hoch ist die Anspannung in allen Bereichen, die etwas Unvorhersehbares enthalten, wie etwa in Prüfungssituationen. Sie leiden unter einer unspezifischen, immer in ihnen wohnender Angst, ausgedrückt in Nervosität und Unruhe.

Carcinosinum-Jugendliche fühlen sich ständig verantwortlich, selbst für Dinge, auf die sie keinerlei Einfluss haben. Auffällig ist auch, dass sie sich andauernd entschuldigen, z. B. für die eigene Arbeit, für ihr Äußeres, für das Handeln von Mitschülern, für die Art ihrer Eltern …

Obwohl sie hoch intellektuell sind, kommt es gerade in diesem Bereich zu Störungen. Je mehr sie sich aufbürden und je mehr sie sich anstrengen, desto schlechter und störanfälliger

sind **Gedächtnis** und Konzentration. Selbst normalen Dingen des Alltags fühlen sie sich nicht mehr gewachsen. Es erfordert Willensanstrengung, diese zu erledigen. Auch zum Denken müssen sie sich zwingen.
Sie fühlen sich müde und schwach, wie benebelt, sind geistesabwesend und desinteressiert. Sie können nicht verstehen, aus welchem Grund sie so schlecht in ihren schulischen Leistungen sind, obwohl sie sich doch so sehr bemühen. Bei einigen Jugendlichen eskalieren Versagensgefühle und Selbstzweifel. Sie sehen keinen Ausweg mehr aus ihrer Lebenssituation, in dem, was sie noch tun können oder wie es weitergehen soll. Quälende Suizidgedanken (sich selbst ganz auslöschen) kommen hinzu.

Carcinosinum-Jugendliche bemühen sich sehr Auseinandersetzungen zu umgehen. Sie meiden Rivalitäts- und Konfliktsituationen und entziehen sich sämtlichen Gegebenheiten, die Ängste auslösen könnten.

Besonders sei hier noch einmal auf die Bipolarität von Symptomen und Eigenschaften hingewiesen:

Frühreife und Begabung	↔	Geistesträgheit und Schulschwierigkeiten
Offenheit	↔	kontrollierte Emotionen
Heiterkeit	↔	Reizbarkeit
Verlangen nach etwas	↔	Abneigung gegen dasselbe
Besserung durch etwas	↔	Verschlechterung in der gleichen Situation, durch den gleichen Einfluss.

6. Somatisierung

Die meisten mit Schule verbundenen Angstgefühle entstanden durch permanente psychosoziale Belastung und können selten allein anhand von erklärbaren, auslösenden Erlebnissen bewusst gemacht werden.
Diese Ängste werden verbal nicht ausgedrückt und finden ein Ventil z. B.

➔ in

- **Tics:** Zuckungen der Lider, der Brauen, Blinzeln
- belegten Stimmbändern, **ständigem Räuspern,** Kloßgefühl im Hals, **Stottern**
- **Nägelkauen**, **Zupfen an der Nagelhaut**, Beißen an den Fingergelenken
- Zähneknirschen
- Weinen, häufigem traurig sein
- Angstträumen
- Kontroll-, Ordnungs- und andere Zwängen
- Rauchen als Ersatz für Nägelkauen oder Daumenlutschen
- **Masturbation;**

➔ in Autoaggression (auch als Ausdruck des *Sich-Wehrens*), Immunschwäche und chronischen Beschwerden

- Müdigkeit und allgemeinem Schwächegefühl, Schlafstörungen
- zahlreichen Infekten mit geringer oder fehlender Erhöhung der Körpertemperatur, als Zeichen eines Reaktionsmangels auf äußere Erreger und Krankheitsreize

- rezidivierender oder chronischer Sinusitis, rezidivierender Tonsillitis, rezidivierenden Atemwegserkrankungen, mit verschiedensten Hustensymptomen, Bronchitiden oder Pneumonien
- multiplen Allergien, Heuschnupfen, Asthma oder Neurodermitis (Mangel an Abgrenzung)
- gestörtem Essverhalten, z. B. anfallsartige Fressattacken, Bulimie, Anorexia nervosa, rezidivierendem Erbrechen
- hartnäckiger Verstopfung
- Akne im Gesicht, am Rücken- und Schulterbereich und am Sternum
- Enuresis nocturna
- rezidivierenden Zystitiden
- maligner Erkrankung;

➔ in plötzlichen, akuten Beschwerden

- Fieber
- Migräne, begleitet von Sehstörungen und Erbrechen
- pochendem Kopfschmerz tief im Inneren des Kopfes oder dumpfem, schwerem Stirnkopfschmerz über den Augen
- **Magenschmerzen,** brennende Bauchschmerzen, **Gefühl, als seien Magen und Abdominalbereich eingeschnürt**
- Erbrechen, Durchfall
- Herzklopfen, das überall im Körper gespürt wird, Angstattacken
- Reisekrankheit.

Dauert dieser Zustand einige Jahre an, bleiben Traurigkeit, Unzufriedenheit und Kummer ungelöst und bleibt das Gefühl, nicht glücklich zu sein, weiterhin unausgesprochen, können sich noch ernsthaftere Symptome, wie Depressionen bis hin zu Suizidtendenzen oder schweren chronischen Erkrankungen in der Folge entwickeln.

7. Causa

Ursachen, die einen *Carcinosinum-Zustand* bewirken, sind u. a. Situationen, die die Individualitätsentwicklung unterbinden. Stattdessen entwickeln sich Verzichtshaltungen oder auch Verhaltensstrategien, wie etwa tüchtig und gut zu sein (denn fleißige und gute Kinder werden nicht im Stich gelassen).
Der unterdrückende Einfluss muss nicht zwingend physisch oder psychisch gewaltsam oder unsozial sein. Oft ist er von sanfter Natur, *gut gemeint*, unauffällig und allmählich.

➔ Gesellschaftsthema

- Kinder der Leistungsgesellschaft mit zu frühen und zu hohen Erfolgserwartungen
- Erwartungen von Konformität und Nützlichkeit – Vorgaben, *wie etwas sein soll*
- Druck durch Vorbilder oder Ideale, z. B. bzgl. Aussehen, Meinungen, Leistungen, Handeln, Zielen, Fühlen, Beziehungen ...
- schnell erwachsen werden und auf kindliches Verhalten verzichten;

➔ Veränderung der Lebenssituation

- durch Geburt eines Geschwisterkindes, Trennung der Eltern, Umzug, Schuleintritt, Schulwechsel …;

➔ Dominanz, Kontrolle, Abwertung

- übertriebene elterliche Führsorge, überbehütet sein
- frühe Intellektualisierung (akademische Frühförderung)
- Mangel an Bestätigung für die Entwicklung der kindeigenen Kreativität, schöpferische Ideen blieben ungefördert, wurden abgewertet oder belächelt, z. B. *so macht man das nicht, so ist es falsch* ...
- Demütigungen, Abwertung durch eine wichtige Bezugsperson, z. B. *so schaffst Du das nie* ...
- geringe Wertschätzung aufgrund der fügsamen Persönlichkeit und der geringen Aggressionsbereitschaft, z. B. ungelebte Trotzphasen
- Umerziehung von Linkshändern
- dominierende Geschwister
- strenge, autoritäre Eltern, Erzieher, Lehrer … (Strafe, Verbot, viel Kritik …)
- übertriebene religiöse Ideale von Hilfsbereitschaft, Altruismus;

➔ Rollenumkehr

- Gefühl von Verantwortung oder Übernahme der Schuld für die Sorgen, den Streit oder Trennung der Eltern
- frühe Zuständigkeit auch für wirtschaftliche Belange
- Übernahme von Verantwortlichkeiten für Eltern, die selbst emotional bedürftig sind (eine Last, die Kinder nur dann tragen können, wenn sie ihre Bedürfnisse nach Zuwendung und umsorgt werden oder ihr Bedürfnis, laut oder frech zu sein, verdrängen)

- das Wahren familiärer und anderer Geheimnisse, die vermeintliche Kraft geben oder Zugehörigkeit sichern
- Parentifizierung, Triangulierung;

➔ Verzicht, Mangel, Anpassung, Schweigen
- Sehnsucht nach Zuwendung und Liebe
- das Gefühl unerwünscht und ungeliebt zu sein, unerwünschte Schwangerschaft, abwesende oder distanzierte Eltern
- sie haben nicht gelernt offen über ihre Bedürfnisse oder Sorgen zu sprechen, sich zu beschweren oder etwas in Frage zu stellen
- familiäre Grundstimmung des Verzichts, von Hörigkeit oder Resignation, Verharren in unerträglichen Situationen, *da kann man nichts tun* ...
- eine scheinbar harmonische Grundstimmung innerhalb der Familie, in der das Kind durch sein *Anderssein* zu einem Störfaktor wurde;

➔ Sorgen, anhaltender Kummer
- Alkoholismus oder andere schwere Erkrankungen von Familienmitgliedern
- unbewältigter Kummer, Tod geliebter Menschen oder auch geliebter Tiere
- Leid (Armut, Krankheit ...);

➔ Angst
- Aufwachsen in ständiger Angst
- Gewalterlebnisse, Missbrauchserlebnisse;

➔ Krankengeschichte

- Krankheiten in früher Kindheit mit schwerem Verlauf, z. B. Lungenentzündung oder Erkrankungen von denen sich das Kind nie mehr richtig erholt hat
- angeborene Herzfehler
- sehr viele oder keine Kinderkrankheiten oder Kinderkrankheiten erst nach der Pubertät (Versuch, Entwicklungsschritte nachzuholen und sich abzunabeln)
- Pfeiffer-Drüsenfieber
- Medikamenteneinfluss: Antibiotika, Cortison, Hormone, Impfungen, Drogen …
- häufiges Schallen während der Schwangerschaft, Kopfverletzung durch Geburt;

➔ Erbbelastung / Familiengeschichte

- **Krebs**, Allergien, Tuberkulose, Asthma, **Diabetes**, perniziöse Anämie …
- Depressionen
- Dominanz, Abwertung, Verzicht, Anpassung, Schicksalsschläge, Sorgen, Verlusterlebnisse oder Angst auch als Themen in früheren Generationen.

8. Physiologie

Körperbau

Carcinosinum-Kinder und *-Jugendliche* neigen im Allgemeinen zu Verspannungen, Krämpfen und Muskelzucken. Der Körper ist irgendwie nach links gezogen oder sie sitzen verdreht.

Schlaf

Viele Kinder leiden unter **Schlaflosigkeit**. Besonders das **Einschlafen stellt ein großes Problem dar**, es dauert sehr lange und/oder das Durchschlafen ist mühsam.
Sie vermeiden es, zu Bett zu gehen, sind tendenziell aufgedreht, ständig in Bewegung und wollen nichts versäumen (selbst bis spät in die Nacht hinein). Obwohl sie **müde** sind, können sie den Weg in den Schlaf nur schwer finden. **Innerlich** sind sie **viel zu angespannt**, um wirklich loszulassen und zur Ruhe zu kommen.
Manchmal ist es auch Angst, die das Einschlafen verhindert. Bei den Älteren sind es die vielen Gedanken, die das Einschlafen blockieren. So liegen sie lange wach, obwohl sie zuvor müde ins Bett gegangen sind.
Der Schlaf selbst ist unruhig und leicht, mit häufigem Erwachen, dies geschieht manchmal wie durch einen Ruck, einen Schreck. Dann weinen sie und können nicht wieder einschlafen. Sie rufen nach den Eltern oder begeben sich zu den Eltern ins Bett. Besonders die mütterliche Geborgenheit ist dann wichtig. Sie brauchen den Trost der Mutter und mögen es sehr, **von der Mutter sanft gewiegt oder geschaukelt** zu werden.
Selbst im Schlaf sind Körper- und Armhaltung wie verdreht und verkrampft, so bspw. **Knie-Ellenbogen-Lage** oder Arme über dem Kopf, Ballen der Fäuste, Stoßen mit den Füßen…
Die Träume sind intensiv. Ereignisse des Tages werden in der Nacht verarbeitet. Häufig vorkommende Traumthemen sind:

Prüfungen zu schreiben, zu spielen, auf Reisen zu sein, etwas zu erfinden, von Zukünftigem … Ein kurzer Schlaf tagsüber hat eine sehr erfrischende Wirkung.

Ernährung / Verdauung
Bezeichnend für den Carcinosinum-Typ sind hartnäckige Verstopfungen. Die Kinder klagen über brennende Bauchschmerzen, jedoch ist der Stuhldrang dabei nur gering.
Typisch sind zudem Blähungen oder Wurmerkrankungen (Mangel an Abgrenzung). Der Appetit ist meist riesig, mit Neigung zu Übergewicht.

Haut / Schleimhaut
Charakteristisch sind ein sogenannter *Cafe-au-lait*-farbener Hautteint, **viele schwarze und/oder braune Muttermale**, Leberflecke, Pigmentstörungen oder Sommersprossen sowie eine ausgeprägte Warzenbildung – **Mollusken** oder kleine, harte **Warzen** an Handflächen oder Fußsohlen.
Weiterhin: Aphten, Mundgeschwüre, **Hautausschläge zwischen Schulterblättern oder auf dem Brustbein (juckend beim Entkleiden),** Furunkel oder Herpes.

Sexualität
Die sexuelle Entwicklung kann schon im frühen Kindesalter, mit der Neigung die Genitalien zu berühren und mit Masturbation einsetzen. Dies ist jedoch als Ausdruck des Bedürfnisses nach Körperkontakt bzw. nach Liebe an sich zu interpretieren.
Bei den Älteren kann sich Sexualität – abgespalten von körperlichen Handlungen – in erotischen, auch masochistischen Phantasien ausdrücken.

Temperatur
In den meisten Fällen sind *Carcinosinum-Charaktere* von warmblütiger Natur, jedoch mit kalten Händen und Füßen.
Sie entwickeln kein oder nur sehr selten Fieber, selbst bei Krankheitsverläufen, in denen Fieber notwendig wäre, um eine Erkrankung nach außen zu verbrennen (Rückzug, aggressive Gefühle gegen sich selbst richten).

Sonstiges
Anzutreffen sind auch eigentümliche, **widersprüchliche oder gegensätzliche Symptome**, wie Keuchhusten trotz Impfung …

9. Anregungen für Veränderung - Eltern/Umfeld

➔ Erkennen, dass

- sich hinter dem passiven, unterwürfigen oder anhänglichen Verhalten, ein in Hilflosigkeit gefangener Mensch verbirgt
- diese Art der Anpassung kein Normalverhalten darstellt
- ein *Ich-Gefühl*, ein Gefühl für eine eigene Individualität erst schwach ausgeprägt ist, da wichtige Entwicklungsschritte in der Identitäts- und Persönlichkeitsbildung durch die Definition über andere Menschen vollzogen werden
- es diesen Menschen schwer fällt ein *Nein* zu formulieren und das dieser Verzicht nicht aus Einsicht, sondern aus Angst, Sorge oder Ratlosigkeit geschieht

- sie danach streben besonders geliebten Menschen Freude zu machen, deshalb:
  - nicht überreden oder überzeugen wollen da sie allzeit beeinflussbar sind
- *Nein-Sagen*, auch ohne Rechtfertigung das größte Lernthema für *Carcinosinum-Menschen* ist
- **kein Mensch dazu da ist, so zu sein, wie man ihn gern haben würde**

➔ Handeln

Welcher äußerer Einfluss lässt das Kind stärker und gesünder werden?

- zärtlich, liebevolle Zuwendung und Geborgenheit, Liebe zeigen, umarmen, vorlesen …
- die tatsächliche Empfindsamkeit wahrnehmen und bewusst machen
- die junge Persönlichkeit wertschätzen und anerkennen, individuelle Fähigkeiten bestätigen und stärken
- Ansichten, Meinungen ernst nehmen, bei Widerständen auch einlenken
- ermutigen, Forderungen zu stellen
- weniger *Erziehung*, über Fehler einfach einmal hinwegsehen
- in Rollenspielen streiten, sich wehren oder *Nein-Sagen* üben, Schulsituationen nachstellen
- unterstützen, damit sich das Kind aus Abhängigkeiten befreien kann:
  - z. B. von Freunden oder Freundinnen, die nicht gut tun, die ausnutzen, missbrauchen
- das Kind in seine Kindrolle verweisen:
  - Eigenverantwortung als für persönlichen Kummer oder Fehlschläge übernehmen

- Vorbild sein:
  - eigenes Selbstvertrauen stärken, die eigenen Gefühle als Erwachsener wahrnehmen …
  - sich selbst aus Abhängigkeiten oder unterdrückenden Lebenssituationen lösen …

➔ Selbstreflektion

Kann ich die von mir gestellten Anforderungen als Erwachsener selbst erfüllen?

- Reflektion über die eigene persönliche Entwicklungsgeschichte, über:
  - die dort vorherrschende familiäre Grundstimmung, den Bezug zu den eigenen Eltern
  - vorgegebene Moral- und Wertvorstellungen
  - die eigenen Kummererlebnisse oder Ängste als Kind
  - das Umsetzen eigener Wünsche oder dessen Verzicht
  - persönliche unerreichte Ziele.

10. Anregungen für Veränderung - Kinder/Jugendliche

Bei der Umsetzung ist die aktive Mitgestaltung und Hilfe von Eltern und nahen Bezugspersonen unabdingbar.

➔ Vertrauen und Sicherheit

- **vertrauen lernen, in sich selbst** und in das Leben, Sicherheit im *Innen* finden, sich selbst akzeptieren und lieben
- die in ihnen innewohnende Fürsorge und Sensibilität auf sich übertragen und anwenden, regelmäßig hinterfragen, **wie sie sich selbst fühlen**
- Gedanken bewusst auf das lenken, was sie selbst gerne möchten, anstatt zwanghaft darauf, wie sie sein sollten
- sich auf Konfrontation einlassen, nicht zu resignieren oder sich mit den Gegebenheiten ausschließlich abzufinden, lernen mit Widerständen umzugehen, stehen zu bleiben, wenn eigene Wünschen oder Vorstellungen auf Ablehnung stoßen
- akzeptieren, dass selbst zornige Impulse zum *Ich* gehören
- Dinge tun, die einfach nur Spaß machen, egal wie sinnvoll, vernünftig oder nützlich sie im Moment sind
- gelassener werden, weniger persönlich nehmen, denn Kritik ist nicht gleichbedeutend mit Ablehnung
- mehr für sich selbst verlangen;

➔ Verantwortung und Pflicht

- mehr Leichtigkeit leben, weniger Pflichtbewusstsein, einfach da sein
- altersungemäße Verantwortung abgeben, da ein *Sich-Aufgeben* keine wahre Hilfestellung ist;

➔ Ansprüche
- überzogene Ansprüche bezüglich Ordnung und Perfektion lockern
- ein *Sein-Gefühl* entwickeln, ohne etwas darzustellen, ohne ein *Superkind* zu sein
- erkennen, dass es unmöglich ist alle Probleme – auch bei größter Anstrengung – lösen zu können
- ein bisschen weniger konsequent sein
- lernen, mit den eigenen Kräften zu haushalten;

➔ Abhängigkeit und Ausbeutung
- emotionale Ausbeutung wahrnehmen und erkennen, dass dies nicht so sein muss, sondern verändert werden kann
- sich aus der Abhängigkeit von Anerkennung oder Komplimenten lösen
- sich gegenüber Kummer anderer Menschen besser abgrenzen;

➔ Reden, sich öffnen und zeigen
- Probleme oder Gefühle ansprechen, auch über Unangenehmes reden
- die eigene Meinung ausdrücken
- auch einmal richtig wütend sein

11. Erste erkennbare Heilungsschritte

➔ Wenn Kinder / Jugendliche sich plötzlich so verhalten, dass sie eigentlich getadelt werden müssten, so z. B.

- wenn sie schmutzig vom Spielen kommen oder unpünktlich sind
- Hausaufgaben vergessen, schlechte Noten bekommen und damit sorglos umgehen
- Widerworte geben, einfach nicht auf das hören, was von ihnen erwartet wird
- Meinung oder Bedürfnisse äußern
- weniger lieb und umgänglich sind, aggressive Impulse zeigen
- wenn sie fröhlicher sind, sich trauen mehr nach Außen zu gehen, sich helfen lassen.

Dieses erste Entwicklungsstadium erfordert einen sehr zurückhaltenden Umgang mit Kritik, Limitierungen oder Bestrafung seitens der Eltern und anderer Bezugspersonen. Das sich neu entwickelnde Verhalten hat sich noch nicht gefestigt und wirkt zunächst sehr irritierend und ungewohnt, insbesondere auf das *verwöhnte* Umfeld. Zu frühes Einschränken kann diese Entwicklung wieder zunichte machen. Beide Seiten benötigen Zeit zum Integrieren.

12. Entwicklungspotentiale

Carcinosinum-Menschen sind aus den Schatten und Spiegelungen von Eltern oder anderen Personen herausgetreten, sie sind im Gewahrsein ihre Individualität.

Ihre Konstitution ist nur scheinbar schwach. Jedoch blockierten bewusste und unbewusste Ängste oder ungelöste familiäre Themen Fähigkeiten, Kreativität, freie Entfaltung sowie körperliche Heilung.

Sich aus sozialisierungsbedingter Konditionierung, aus Konflikten mit den Eltern und Erwartungsängsten zu befreien, erfordert Stärke, Mut, ein Ordnung schaffendes Prinzip und Versöhnlichkeit. *Carcinosinum-Menschen* haben all die Voraussetzungen für autonomes Wachstum. Wenn der Entschluss für Veränderung gefallen ist, verfügen sie über erforderliche Willens- und Handlungskräfte, dies auch umzusetzen.

Sie sind intelligent, können Zusammenhänge erkennen und reflektieren, sie sind gut organisiert, ausdauernd, gewissenhaft und besitzen Tiefsinn. Zudem haben sie den Mut sich auch schmerzhaften Gefühlen zu widmen. Sie sind mitfühlend, auch sich selbst gegenüber.

Persönliche Veränderungen oder körperliche Heilungsprozesse, die damit einhergehen, können sehr erstaunlich sein.

Carcinosinum-Menschen entwickeln sich zu selbstbestimmten, freiheitsliebenden Persönlichkeiten, die ihre Meinung offen äußern und sich von ihrem *Vor-Munde* befreit haben.

Abhängigkeiten und unerfüllten Sehnsüchte wurden erkannt. Sie sind den Weg vom reinen Protest und dem sich dagegen Positionieren hin zu Veränderungen ihres Lebens gegangen.

Sie sind optimistisch, herzlich, aufgeschlossen und haben Freude an sozialer Interaktion.

Ablehnende Gefühle oder Vorwürfe gegen die Eltern und da besonders gegen die Mutter sind gewandelt. Sie fühlen tiefe

Zuneigung. Die positiven und stärkenden Eigenschaften der Mutter werden gesehen und angenommen (mütterliche Nahrung / Mamma-Karzinom). Sie haben erkannt, dass Ablehnung von Mütterlichkeit und den damit verbundenen Eigenschaften – Geborgenheit und Angenommensein – selbstzerstörend und krank-machend wirkt. Durch das Annehmen dieses *Guten* werden die eigenen mütterlichen Persönlichkeitsanteile gestärkt und somit erst das Lösen aus behindernden Gebundenheiten möglich. Geborgenheit muss nicht länger im Außen gesucht werden.

Ebenso wenig geraten sie nun in Lebens- und Beziehungssituationen, in denen ein vormals erlebter Mangel stellvertretend wieder und wieder durchlebt wird, in der unbewussten Hoffnung ihn dadurch heilen zu können. Viele unbefriedigende Erfahrungen konnten sie nicht entmutigen. Es muss nicht zwangsläufig *immer* so weitergehen, es gibt Veränderung.

Mit der eigenen persönlichen Geschichte sowie der Geschichte der Familie und der Vorfahren sind sie ausgesöhnt. Sie wissen um ihre Wurzeln und können Kraft und Zuversicht daraus ziehen. Sie haben Urvertrauen wiedergefunden.

Sie wissen, dass kein Mensch sie aus dem Verbund (Harmonie) des Lebens ausstoßen kann, sie gehören uneingeschränkt, allein durch das Leben, immer dazu (frei von Schuldgefühlen).

Carcinosinum-Menschen haben ein tief in sich vorhandenes Wissen um das *Sein*, um Einheit und Einklang mit allem Leben.

Sie haben außerdem erkannt, dass bisherige Lösungsstrategien der Anpassung (übernehmen und tun, was andere denken, sagen, erwarten) – verbunden mit dem Wunsch nach Liebe – sie diesem Verbundenheitsgefühl wenig näher gebracht haben. Sie haben herausgefunden, dass Individuation nicht der Persönlichkeitsanteil in ihnen ist, der sie isoliert, sondern der, der befähigt zu erkennen, dass es keine Trennung gibt.

Auch wenn der Weg der *Ich-Werdung* häufig sehr leidvoll war, so wurde nun ein Maß an Unabhängigkeit erreicht, in dem sich die Sehnsucht nach dem vorher so angestrebten Zustand von Zugehörigkeit und dem mit diesem Zustand verbundenen Kummer befriedet und aufgelöst hat.

Carcinosinum-Menschen gehen sinnvollen, befriedigenden Tätigkeiten nach, auch wenn dies oft keine leichten Arbeiten sind und ein hohes Maß an Verantwortung beinhalten. Dabei unterstützen sie mit ihrem Wissen, ihrer Lebenserfahrung, ihrer Liebe und Empathie andere Menschen, ohne gleichzeitig Selbstaufopferung zu kultivieren.
Für beratende oder soziale Berufe besitzen sie eine natürliche Eignung. Sie haben ein sehr feines Gespür für das, was ihr Umfeld braucht.

Egoismus ist für sie kein negativer Wert, sondern die Kraft, die es ermöglicht, sich selbst aktiv zu begrenzen, eine Tatkraft, ohne die sie hilflos und ohnmächtig ihre eigene Existenz verleugnen würden. Sie respektieren eigene Bedürfnisse und Prioritäten, auch wenn es bedeutet, dass andere Menschen ihnen nicht zustimmen.

Aggressive Impulse wurden als Teil der Persönlichkeit integriert. Gefühle von Wut oder Zorn lösen kein schlechtes Gewissen oder Schuldgefühle aus.

Sie sind gütig, im hohen Maße wertschätzend und achtsam, auch aus dem Schmerz und der Erfahrung heraus, dies selbst nicht bekommen zu haben. Sie sind fähig, mehr als nur die äußere Fassade wahrzunehmen.
Sie werden weiterhin freundlich, fürsorglich und verständnisvoll sein, einen positiven und lebensbejahenden Einfluss auf ihr Umfeld ausüben und Mitgefühl mehren.

Ein gereiftes Ich, das Zuneigung fließen lassen kann, fördert die vertrauensvolle Entfaltung weiterer Ich's.

13. Sonstiges

Die Gabe von Carcinosinum erweitert das Gefühlspektrum. Die gesamte Breite von Gefühlen bestimmten Menschen oder Situationen gegenüber wird spürbar und auch zum Ausdruck gebracht.

Durch die Neigung, sich anzupassen und instrumentalisieren zu lassen, Verhaltensweisen der Eltern oder naher Bezugspersonen zu spiegeln oder erwartete Eigenschaften zu leben, ist Carcinosinum als Konstitutionsmittel nur schwer zu erkennen.

Ähnlich einem Krebsgeschehen, bei dem sich das körpereigene Abwehrsystem nicht mehr ausreichend zur Wehr setzt, der Körper somit der selbstzerstörerischen Tendenz von Wucherung und Entartung ausgeliefert ist, kann sich die *Carcinosinum-Persönlichkeit* aufgrund mangelnder Wahrnehmung der eigenen Identität nur unadäquat gegen Einflüsse der Umwelt zur Wehr setzten. Um zu *überleben,* müssen sie schnell *wachsen*.

Die Voraussetzung ist wahrscheinlich schon vor der Geburt angelegt und geprägt durch familiäre, kulturelle, soziale und gesellschaftliche Aspekte. Abhängig vom Umfeld in dem ein Kind aufwächst, und den Erfahrungen, kann sich dieser Persönlichkeitszug sehr stark oder weniger stark ausgeprägt zeigen oder auch geheilt sein.

Carcinosinum als homöopathisches Medikament enthält das Wesen, den geistigen Inhalt, das Lebensgrundgefühl der Erkrankung Krebs.

Hinweis:

Das Thema Krebs hat viele verschiedene Sichtweisen und Therapierichtungen hervorgebracht, auf die hier in diesem Format nicht näher eingegangen werden kann.

Mehr über die Autorin:

www.birgithackl.de

Literatur

Achtzehn, H.-J. (2006):
Die Potenziale unserer Kinder. Berlin: Medizinisches Forum

Coulter, C. R. (2004):
Portraits homöopathischer Arzneimittel II – Zur Psychosomatik ausgewählter Konstitutionstypen (4., überarb. Auflage). Stuttgart: Haug

Foubister, D.M. & Hui Bon Hoa, J. (2005):
The Carcinosin Drug Picture. New Delhi: B. Jain Publishers

Gawlik, W. (2006):
Arzneimittelbild und Persönlichkeitsportrait. Stuttgart: Haug

Melfsen, S. & Walitza, S. (2013):
Soziale Ängste und Schulangst. Weinhein, Basel: Beltz

Mezger, J. (2007):
Gesichtete homöopathische Arzneimittellehre – Band 2. Stuttgart: Haug

Morrisson, R. (2011):
Handbuch der homöopathischen Leitsymptome und Bestätigungssymptome (2., überarb. Auflage). Wittensee: Kröger

Müller, K.-J. (2010):
Carcinosinum - Das chronische Bild. Zweibrücken: Eigenverlag

Sankaran, R. (1997):
The Soul of Remedys. Bombay: Homoepathic Medical Publishers

Seidler, C. (2005):
Carcinosinum-Kinder. Zeitschrift Homöopathische Einblicke, 62, S. 24-31

Sparrenborg-Nolte, A. (2005):
Carcinosinum. In: Bleul, G. (Hrsg.), Weiterbildung Homöopathie – Band F, S. 71-87. Stuttgart: Sonntag

Steinhausen, H.-C. (2010):
Psychische Störungen bei Kindern und Jugendlichen (7., überarb. Auflage). München: Elsevier

Vermeulen, F. (2004):
Homöpathische Substanzen – Vom Element zum Arzneimittelbild. Stuttgart: Sonntag

Vithoulkas, G. (2009):
Homöopathische Arzneimittel – Materia Medica VII. München: Elsevier
Vonarburg, B. (2010):
Arzneimittelpersönlichkeiten in Wort und Bild. Stuttgart: Haug
Zandvoort van, R. (2007):
Complete Repertory. In: MacRepertory 2009. Kent Homeopathic Associates

Haftungsausschluss

Der vorliegende Text, einschließlich gegebener Empfehlungen, ist sorgfältig erarbeitet und geprüft worden. Dennoch erfolgen alle Angaben ohne Gewähr und eine Garantie kann nicht übernommen werden.
Der vorliegende Texte kann ebenso wenig als alleinige Grundlage für Selbstdiagnose und Selbstbehandlung genutzt werden und ersetzt keinen klassisch homöopathisch ausgebildeten Heilpraktiker oder Arzt.
Weder Autorin, Verlag oder weitere Beauftragte können für Personen-, Sach- oder Vermögensschäden haftbar gemacht werden.